Contenido

Introducción

Soluciones de bajo costo Para su salud

Este e-book ofrece 30 remedios naturales parapara tratar molestias cotidianas de su salud
y la de su familia de manera segura y a unprecio accesible.

Dicho esto agregamos que no todos los remedios de este e book funcionaran para todo el mundo, Pero al contrario de los medicamentos recetados, es menos probable que estos consejos simples y naturales le cuesten un dineral o tengan efectos secundarios desagradables.

Utilicé los remedios caseros con prudencia.
Si estas curas tradicionales se usaron durante años, lo más probable es que sean buenas, o de otro modo la gente no las habría seguido usando. Pero siempre existe algún riesgo: de efectos colaterales, de interacción con medicamentos o simplemente, de que no sea elremedio adecuado.

Los remedios caseros citados en este e-book tienen respaldo de pruebas anecdóticas de su efectividad y en muchos casos también de estudios científicos; y fueron examinados con detalle respecto a su seguridad, pero en ciertos casos es mejor tomar precauciones, Por ejemplo:

Si está embarazada no tome ningún suplementó, hierbas ni medicamentos de venta libre sin antes consultar con su médico. Incluso los remedios inocuos podrían tener efectos no deseados sobre el embarazo o el bebé.

Si está tomando medicamentos recetados. Pregunté a su médico sobre las posibles interacciones entre la medicación recetada y los remedios de este e-book, informe de cualquier suplemento o medicina que este tomando en ese momento, en particular si padece una condición crónica como diabetes o enfermedad cardíaca

Si es alérgico a cierto alimento o medicamento. Tenga especial cuidado o consulte a su médico.

Si padece un problema de salud grave. Él propósito de estos remedios es el de ayudar a tratar molestias cotidianas y mejorar la salud en general, no el de enmascarar problemas que requieren tratamiento médico.

Si se trata de un niño o un bebé. Algunos remedios caseros no son apropiados para niños y bebés. A menos que un remedio este específicamente recomendado para chicos, antes consulte con el pediatra.

Si experimenta efectos no deseados. Por más que con estos remedios caseros son seguros los efectos secundarios son raros, podrían ocurrir reacciones alérgicas, incluso si nunca había sido alérgico, Si presenta alergia, suspenda el uso del producto.

Si usa aceites esenciales. Estos productos son sustancias químicas naturales altamente concentradas, y por lo tanto presentan algunos riesgos, La mayoría de los aceites esenciales deben diluirse en un aceite vegetal para poderlos aplicarlos sobre la piel. Algunos aceites en particular los cítricos pueden hacer que la piel sea más sensible al sol. Nunca tragar ni probar aceites esenciales.

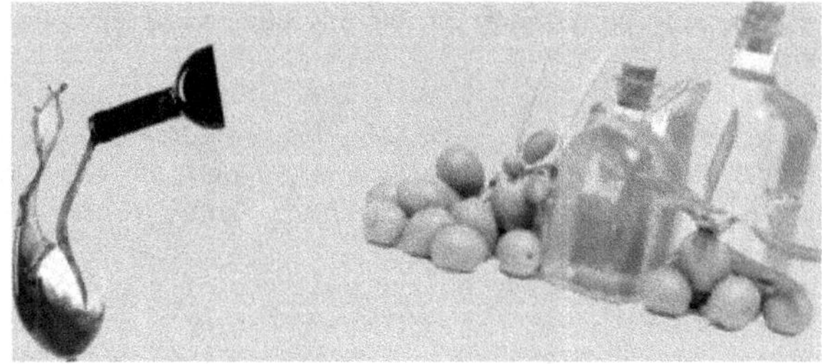

Cuando miramos el contenido de las alacenas no pensamos en una farmacia, Pero en las generaciones pasadas, ése era el rol que tuvo la despensa de la cocina, Es mucho más fácil, simple y barato preparar una pastacon bicarbonato y agua y frotarla sobre una picadura, qué ir a la farmacia y comprar una costosa crema.

Aquí descubrirá los efectos benéficos y curativos de muchos ingredientes que ya se encuentran en su despensa.

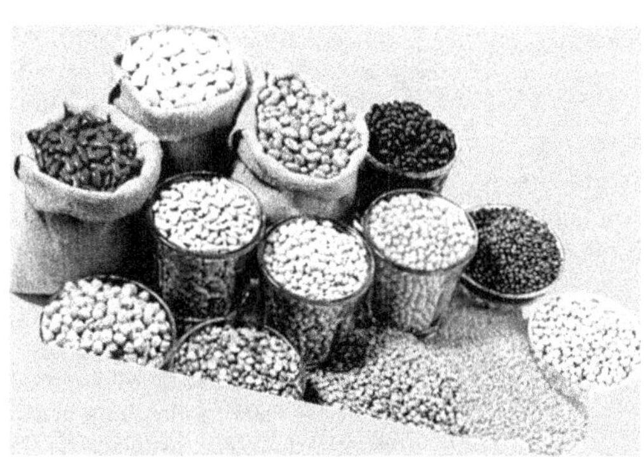

Aceite de oliva

Usos

Alergias

Colesterol alto
de espalda
Dolor de pies
Eczemas

Humectante
Labios agrietados
Limpieza de la piel
Molestias menstruales
Piojos
Presión alta
Prevención de
infecciones Psoriasis
Reducción del riesgo
de cáncerSalud
cardiaca

Sangrado de nariz
Uñas quebradizas

Si las aceitunas son buenas para la salud y pueden ser buena colación, la mayoría no se puede consumir directamente del árbol; debe ser curada. Los d i s t i n t o s tipos. de aceitunas se relacionan con el grado de maduración al cosecharlas, e l procedimiento que se use para curarlas y la exposición al aire durante el proceso de curado, la única precaución con las aceitunas es la sal, algunos tipos contienen demasiada, si lo prefiere puede enjuagarlas antes de comer.

Los nutricionistas han alabado la dieta mediterránea durante años; al punto que asombraba la idea de que ciertas sustancias grasas podrían ser buenas para

A mediados de la década de losDolor 1980,un estudio que comparo las tasas de enfermedad cardiaca en siete países reveló que los infartos eran poco habituales en países en los que »• consume más aceite de Oliva, protege el sistema cardiovascular.

Raíces Históricas
Los olivos crecen donde no sobrevive casi nada: él clima cálido y seco les sienta muy bien,el primer aceite de oliva provino de estos países mediterráneos como Siria,Libano,Palestina o Israel.

Los científicos han sabido desde hace décadas que las personas cuya dieta es rica en aceite de oliva registran menores tasas de enfermedad cardiaca En 2009 investigadores españoles hicieron un

seguimiento de hombres con niveles altos de colesterol, durante seis meses; todos ellos estaban medicados con simvastatina, un fármaco que disminuye el colesterol.

Procesamiento del aceite de oliva

El calor y las sustancias químicas que intervienen en el procesamiento del aceite de oliva pueden hacer disminuir su contenido de nutrientes;por eso,es mejor elegir un aceite procesado al mfnimo,como el aceite prensado en frfo,el aceite de oliva extra virgen se obtiene de prensar las aceitunas,sin refinar .

El aceite de oliva extra virgen es el menos ácido y tiene un nivel máximo de acidez de 1 gramo de ácido oleico libre por cada 100 gramos
Las diferencias en el sabor se deben a la región donde fue cultivada la aceituna, al clima a la variedad de olivo y hasta cierto punto, a la manera en que son recolectadas las aceitunas.

Aléjese de las botellas rotuladas extra light o light estos son aceites más refinados, no son reducidos en calorías ni en grasas y carecen del sabor y de muchos beneficios del aceite de oliva extra virgen.

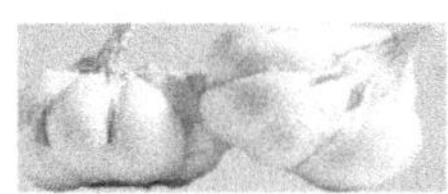

Ajo

Se atribuyen más beneficios para la salud al ajo
(Allium sativum)

La lista selecta de razones por las que sería bueno comer ajo con frecuencia incluye su acción antibiótica, su capacidades p a r a combatir afecciones respiratorias incipientes y su potencial para promover la salud del corazón y proteger frente a ciertos tipos de cáncer.

Usos

Afecciones

Gastrointestinales
Dolor de **oídos**
Candidiasis Colesterol **alto**

Raíces Históricas

Se descubrió una tablilla sumeria de arcilla con una prescripción de ajo que se remonta a 3000 a.C Los sanadores chinos e indios ya escribian sobre el empleo del ajo para licuar la sangre en el 1500 a.C .Se dice que Hipócrates usaba el ajo para tratar el cáncer cervical.A comienzos del siglo XVIII,en Francia,los

Infección urinaria
Mejorar la **inmunidad Otitis**

Pie de atleta
Presion alta
Proteccion contra el cáncer

Resfriados y gripe
Tiña úlceras
Verrugas

sepulteros bebían un brebaje de vino con ajo machacado con la esperanza de no contraer la peste

El primero en investigar sobre el ajo fue Louis Pasteur,descubrio su poder antibacteriano y fungicida a mediados del siglo XIX

El ajo se suministró a los soldados en la I y II Guerras Mundiales,para prevenir la gangrena.

La capacidad del ajo para proteger el corazón fue atribuida a una sustancia química llamada S-aiií cistefna.

Otro componente activo es la alfna ,cuando el diente de ajo ya fue machacado, aplastado o masticado ,la alfna se convierte en alicina ,que no resiste el calor de la cocción ni el ácido del estómago, pero si se muerde el ajo fresco, la alicina con todos sus beneficios se absorbe rápidamente en la boca. Él ajo tiene acción antibacteriana, antimicrobiana y fungicida, lo cual lo convierte en un remedio casero muy bueno para curar heridas y pie de atleta y para eliminar lombrices.

Estudios publicados en 2008 y 2009 confirmaron que el ajo disminuye el colesterol y la presión sanguínea y ayuda a prevenir el resfrió común ,y que una rica dieta en este aromático ingrediente reduce el cáncer de próstata y otros.

Dato Interesante

Comer cinco o más dientes de ajo al día puede dar como resultado acidez flatulencia y molestias intestinales. Cómo el ajo ayuda a licuar la sangre ,los pacientes que toman aspirina o medicamentos anticoagulantes, o las personas con problemas de coagulación, deberían consultar a su médico antes de consumir ajo en dosis medicinales,en casos raros,el ajo puede ocasionar reacción alergica.Puesto que el secado altera los ingredientes activos del ajo fresco, no lo reemplace con ajo deshidratado en polvo cuando lo use con fines medicinales.

Avena

La avena contiene polifenoles y sapopinas,dos antioxidantes que combaten enfermedades, cómo tiene componentes que suavizan la piel

Usos
Acné

Depresión

Dolor mamario

Estrés
pies

Picazón
saludable

Prurito anal

PsoriasisHerpes

Quemaduras de sol

Regulación del azúcar
en sangre

Salud cardiaca

Varicela

Verrugas

Raíces Históricas

Si bien los egipcios usaban la avena Mal olor en los Suavizante para la piel, inmunidad

Se encontró avena en las tumbas egipcias Piel y en cavernas de la Edad de Bronce quePresión alta datan de entre 3oo0 y 4OOO a.C.,pero noPrevención se sabe si se usaba para consumo cáncer humano o de animales.

La avena contiene beta glucano,un tipo de especial de fibra con propiedades de aumentar la inmunidad,estabilizar el azucar en sangre y hacer bajar el colesterol.Los antioxidantes llamado Venantramidas,que se encuentran solo en la avena, destruyen los radicales libres,estos antioxidantes también ayudan a prevenir la astereosclerosis(o endurecimiento de las arterias).

Esta doble acción puede darle un gran **impulso** a la salud cardíaca, además la avena es una buena fuente de selenio
, potente antioxidante que participa en la reparación del ADN. El selenio se vincula con la reducción del riesgo de cáncer en especial del cáncer del colón.
La avena aplicada sobre la piel, reducen **la picazón y la** inflamación.

Un estudio llevado a cabo en 2009 en la Facultad de Medicina y Centro de Diabetes de la Universidad de Atenas, en Grecia Confirmó que consumir avena disminuye el colesterol LDL y puede mejorar la resistencia a la insulina en las personas con diabetes tipo 2.
En este estudio,46 personas recibieron una porción diaria de pan enriquecido con 3 gramos de beta glucano o bien de pan blanco común. Al cabo de tres semanas, La personas del grupo de beta glucano habían tenido un descenso del colesterol LDL de casi un 1646 y su colesterol total bajo en casi un 13 46 en el grupo del pan blanco, los niveles de colesterol LDL de los participantes descendieron alrededor del 336y su colesterol total amento en aproximadamente un 246.

Saciedad por más tiempo
Puesto que la avena requiere bastante tiempo de digestión, tiende a mantener la sensación de saciedad por más tiempo.
Los investigadores llegaron a la conclusión de que las personas que desayunan avena consumían un tercio menos de calorías **en la comida, lo** que contribuía a mantener el peso.

Bicarbonato de sodio

Usos

Acidez
Altas
Asma
Cistitis
Dermatitis del
pañal
Dolor de garganta
flatulencia
Indigestión Mal
aliento Mal olor
en los pies
y las axilas Olor
corporal Picaduras
de insectos
Pie de atleta
Prurito anal
Quemaduras del
sol
Salud dental
Urticaria
Urticaria por
plantas
venenosas

El bicarbonato tiene múltiples funciones ,es un ingrediente esencial para hornear (hacer levar los pasteles ,galletas y otras masas)es un limpiador hogareño efectivo y ecológico y un desodorante capaz de eliminar olores de bandejas sanitarias para gatos ,botes de basura, interiores de refrigeradores, y otros lugares con mal olor inclusive axilas y pies
,además, él bicarbonato es un remedio suave y de rápida acción para un sin fin de afecciones y molestias, desdé dermatitis del pañal hasta quemaduras del sol.

El bicarbonato de sodio es una sal ligeramente alcalina que reacciona con facilidad con los ácidos, liberando dióxido de carbono y generando efervescencia.

La capacidad del bicarbonato de sodio de eliminar la picazón y ardor en la piel proviene de su naturaleza alcalina. Las sustancias químicas con valores de ph 6 o menor son acidas; aquellas con un ph de 8 o mayor, son alcalinas el agua cuyo ph es 7 es neutro. Con su ph 9 el bicarbonato es bastante alcalino para contrarrestar ácidos fuertes. Alivia la acidez neutralizando el jugo gástrico (ácido clorhídrico) que causa el clásico ardor.

El mismo mecanismo entra en acción para aliviar el prurito y ardor de las picaduras o el roce de plantas venenosas. Lo mismo ocurre con la dermatitis del pañal :el bicarbonato disminuye la picazón y ayuda a que la piel sane más rápido.

Dato Interesante:
El bicarbonato de sodio cumple los requisitos de un aditivo alimenticio seguro y se puede utilizar libremente con dos precauciones, la primera, cualquierpersona que siga una dieta con restricción de sodio debe consultar al médico, la segunda dado su contenido de sodio no consuma bicarbonato regularmente si tiene presión alta o insuficiencia cardiaca.

Tips para utilizar el bicarbonato
Para el dolor de garganta, las gargaras con bicarbonato hacen disminuir los ácidos que causan el dolor.
Para el lavado de dientes mezclarlo con un poquito de agua, los blanquea y combate los ácidos que corroen el esmalte dental.
La pasta de bicarbonato ayuda a combatir el acné, sí se frotan los puntos negros suavemente con la pasta durante 2 a tres minutos, sé aflojarán.
Una fina capa de bicarbonato en axilas y pies sirve como desodorante económico.

Café

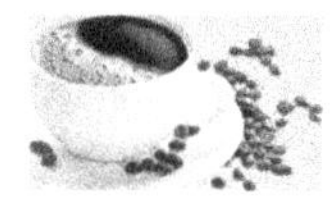

La gente a bebido café desde hace miles de años, y durante casi todo este tiempo se han debatido sus beneficios para la salud.

Usos

Asma
Estado de
alerta
Estreñimiento
Gota Malestar
porexceso de
bebida
Memoria
Prevención de
cálculos biliares
Reducción del
riesgo de ataque
cerebral
Regulación del
azúcar en sangre
Suplemento de
antioxidantes

Raíces Históricas

La leyenda cuenta que el café fue descubierto en la región de Kaffa, en Etiopía, cuando un pastor se dio cuenta de que había una conexión entre la energía fuera de lo común que mostraban sus cabras y las bayas que habían estado mordisqueando. Aunque no se puede asegurar la veracidad de este relato, sí se sabe que el café ha dado Lugar acontroversias.

Hasta cierto punto lo que contiene una taza de café, depende de cada tipo de café, dé donde se cultivó, y de cómo fue tostado y preparado.

El café también contiene ácido clorogénico, que ayuda a mantener el hígado saludable .

El café contiene compuestos valiosos, como antioxidantes que combaten enfermedades, limpian el cuerpo de radicales libres y ayudan a disminuir la inflamación.

Si bien consumir café u otras bebidas cafeinadas produce un aumento en la presión sanguínea el efectoes leve y desaparece rapidamente.Un amplio estudio llevado a cabo sobre más de 155 000 mujeres no logro hallar una conexión entre el consumo de café y el riesgo de desarrollar alta presión sanguínea.

Eliminar cálculos biliares
Si una persona es propensa a los cálculos biliares, beber café puede ayudar a prevenir un cólico, según un estudio de 1999
en el que se encontró que los hombres que bebían dedos a tres tazas de café por día reduzcan el riesgo de desarrollar cálculos biliares en un 40°/».Algunos científicos creen que la cafeína, bloquea la formación de estas masas dolorosas que se generan en la vesícula y los conductos biliares.

En 2002 investigadores de Harvard informaron que en las mujeres se podía esperar resultados similares, aquellas que bebían tres o cuatro tazas de café redujeron su probabilidad de cálculos biliares enun 22 a 28º/»

Canela

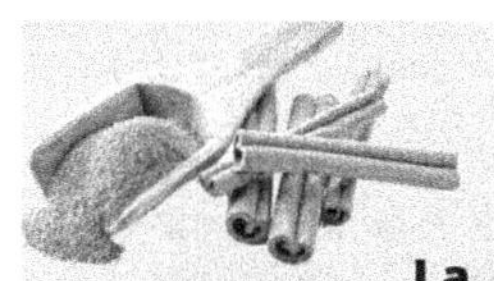

Usos

La canela (Cinnamomum verum) se obtienn de la corteza de un arbusto originario de Asia. Sé lo reverenció por suspoderes curativos durante casi 5000 años, lo que la convierte en uno de los remedios naturales más antiguos.

Hoy en día, la canela atrae la atención de los investigadores, qué descubrieron que puede ser una herramienta poderosa para ayudar a equilibrar el azúcar en sangre.

Antiséptico
Candidiasis
Colesterol alto
Dificultadesde
memoriaFiebre
Flatulencia
Indigestión Mal
alientoNáuseas
y
Vómitos
Regulación

del azúcar en
sangre

Raíces Históricas

El primer médico que escribió acerca de la canela, ya en el 2800 a.C aproximadamente, fue Shen Nung,conocido como el padre de la medicina China. En Egipto, la canela estaba entre las varias especias que se empleaban para la momificación. Los fenicios y los hebreos la llamaban qinamon y se le menciona en la biblia hebrea en el Éxodo (capitulo 30,versiculo 23).

Históricamente, los sanadores han recomendado esta especia para diversas enfermedades humanas, entré ellasproblemas renales, incontinencia urinaria, nauseas de embarazo, reumatismo, dolores cardiacos, verrugas y dolor de muelas.

La canela es rica en aceites esenciales que contienen compuestos medicinales activos. Entré ellos cinamaldehídos,cinamilaceto y cinamilalchol.Unidos estos compuestos. Tienen significativa acción antibacteriana y fungicida. A tal punto que la investigación demuestra que la canela puede ser tan efectiva como los conservantes químicos de alimentos .
El cinamaldehído evita que las plaquetas sanguíneas se agrupen. Lo que implica que la canela puede ayudar a proteger contra el ataque cerebral y los infartos. La canela es conocida también por su poder antioxidante que ayuda disminuir las inflamaciones.

En estudios recientes se demostró su capacidad para estimular el tracto gastrointestinal. Brindando respaldo a la creencia de larga data de los curanderos de que esta especia soluciona problemas de gases.náuseas,vómitos y otros trastornos gastrointestinales.

Un estudio japonés demostró su capacidad para eliminar hongos,bacterias y otros microorganismos.incluyendo la bacteria que causa el botulismo y las infecciones por estafilococos.

Dato interesante
Las varitas de canela son simplemente trozos de corteza desprendidos de los arbustos jóvenes y que se enroscan cuando se secan.
Al pulverizar la corteza seca se produce la canela en polvo, espolvoree la canela en polvo sobre yogurth,quesos,cereales o masas horneadas, él objetivo es consumir al menos media cucharadita por día.

Chile

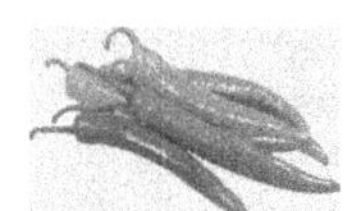

Usos

Analgésico Artritis
Congestión nasal
Control de peso

Dolor de garganta
Dolor de muelas
Fiebre Herpes
Laringitis
Náuseas y

vómitos
Problemas en los
pies

Resfriados y gripe

Sangrado de nariz
Síndrome de
túnel carpiano

Quienes no disfrutan de las comidas especiadas piensan que los fanáticos de la chile maltratan su boca y sistema digestivo. Pero nada podría estar más Lejos de la verdad. Cuándo se consumen alimentos condimentados con chile y muchos tipos de chiles picantes de la misma familia,la sensación de ardor en la boca proviene de la capsaicina,un compuesto oleoso benéfico para la salud.

Comer alimentos especiados hace maravillas,desde manejar el dolor,hasta abrir las vías respiratorias, pasando **a la posibilidad** de controlar la diabetes.

Cuanto más picante es un chile más capsaicina contiene, está interrumpe el circuito del dolor porque priva de las células nerviosas de una sustancia química llamada sustancia P, que interviene en la transmisión de las señales de dolor por las terminaciones nerviosas hacia el cerebro. Debido a esa acción que controla el dolor, la capsaicina se ve en muchas cremas recetadas y de venta libre,ungüentos y parches para artritis y dolores musculares.

La capsaicina también es un activados del metabolismo y acelera el mecanismo de quemar calorías durante un par de horas después de comer. Por ultimo,los chiles contienen abundante vitamina A y C junto con flavonoides y carotenoides, pigmentos vegetales con acción antioxidante.

Todos estos beneficios del chile se han conocido durante mucho tiempo. Hay pruebas de que los indígenas americanos usaron el chile como alimento y como medicina al menos 9,000 años. Los sanadores tradicionales de la India,China ,japón y Corea la usan para remedios digestivos,falta de apetito y problemas circulatorios.

En un estudio publicado en el American Journal of Clinical Nutrition,se señala que si los pacientes de diabetes comían un plato condimentado con chile picante, necesitaban menos insulina después de comer para reducir su nivel de azúcar en sangre.
Los resultados fueron respaldados por investigadores Tailandeses en 2009.El tema es que hay que usar al menos una cucharadita para **disminuir la** glucosa;mucho para quienes no tengan el paladar a prueba de fuego.

En el instituto de tecnología de Massachusetts se estudian los efectos de la capsaicina sobre el cáncer de colón, llegaron a la conclusión de que puede hacer que las células cancerosas se autodestruyan, porqué afecta los niveles de óxido nítrico.

Dato interesante
El chile contrae los vasos sanguíneos de la nariz y garganta, sí se espolvorea un poquito en la sopa caliente,ayuda a aliviar la congetión.O agregue la cantidad que pueda tolerar de salsa picante u otros condimentos fuertes; tendrá el mismo efecto descongestionante

Chocolate amargo

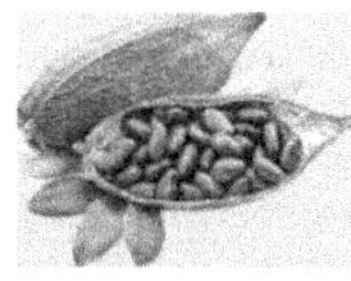

Usos

El chocolate contiene los mismos antioxidantes que combaten enfermedades y que se encuentran en el vino tinto y en muchas frutas y verduras asociadas a una disminución del riesgo de enfermedades cardiacas.

Ansiedad Dolor de espalda Estrés Levantar el ánimo Mejoría anímica Presión alta Salud cardiaca Suplemento de antioxidantes

Raíces Históricas

Los mayas y los aztecas creían que el chocolate era mágico, divino y lo usaban en sus rituales. Él rey azteca Moctezuma podría haber sido el primero en servir chocolate a los conquistadores españoles. Ellos la llamaron un brebaje amargo para cerdos; pero una vez que la mezclaron con azúcar quedaron cautivados.

El chocolate estuvo entre los tesoros que los españoles llevaron a su tierra desde el nuevo mundo y después de suintroducción en Europa en 1528, su origen y forma de preparación estuvieron en secretó durante 90 años.

Los granos de cacao que se utilizanpara preparar el licor de chocolate, lamantequilla de cacao y el cacao enpolvo, qué son la base de losproductos de chocolate, están repletos de flavonoides.

Estos poderosos antioxidantes neutralizan los radicales libres, qué dañan las células y causan enfermedades. Él chocolate amargo contiene muchas más partículas de cacao ricas en flavonoides que el chocolate con leche; por tal motivo prefiera chocolate que contenga al menos el 60^/» de cacao. A mayor concentración de cacao, más elementos beneficiosos contendrá el chocolate.

Los flavonoides del chocolate elevan en el organismo los niveles de ácido nítrico, un gas que hace que los vasos sangufneosse relajen y dilaten, lo que a su vez promueve la circulación y una presión sanguínea saludable.

El tema de las calorías

La cantidad de chocolate que se usó en ciertos estudios,100 gramos, qué representa nada menos que 500 calorías, esto es demasiado para que lo consuman habitualmente la mayoría de las personas, sí quiere darse un gusto con 40 gramos, qué contienen 220 calorías pero asegúrese de suprimir 220 calorías de otros alimentos menos saludables.

Dato interesante

El chocolate es rico en feniletilamina(fiEA),un compuesto natural que tiene efectos naturales a la anfetamina. Puede provocar migrañas en personas susceptibles.

Cilantro o coriandro

Estas semillas aportan un sabor interesante a las comidas con ralladura de cítricos y tomillo. Sino que este remedio histórico para usar los problemas digestivos podría ayudar a **equilibrar su colesterol**

Raíces Históricas

Los médicos tradicionales chinos comenzaron a usar el coriandro o cilantro en el siglo VII,Lo A petito recomendaban al igual que los sanadores indios y europeos. Como ayuda digestión; y solían combinarlos con otras **semillas** que alivian el estómago,como el anís, la alcaravea **y el hinojo.En** Alemania, él té de coriandro se sigue usando con fines medicinales para las molestias digestivas y se agrega en las **formulas** de laxantes porque ayuda a contrarrestar sus efectos de trastornos estomacales.

La semilla de coriandro es una mezcla compleja de sustancias químicas.entre ellas linalool,anetol y alcanfor.También camine antioxidantes quercetina y rutina.

Se sabe que el coriandro tiene una fuerte actividad lipolítica,lo que significa que ayuda a descomponer las grasas.

se descubrió que un compuesto de coriandro llamado dodecenal.que se encuentra en las **semillas** y en las hojas frescas de la planta,es dos veces mas poniente para matar la bacteria Salmonella.Incluso sin estos poderosos micronutrientes curativos.las semillas de coriandro rebosan de salud,tienen elevado contenido de fibras y proteinas,y también son ricas en vitaminas y minerales

Entre   ellos   contienen
calcio,hierro,fósforo,caroteno,tiamina,riboflavina   yniacina

El   coriandro   contiene   muchos   compuestos
antibacterianos,y las bacterias son las responsables delolor corporal,Por
esos algunos herboristas recomiendanpreparar   una   infusión
          fuerte con   coriandro machacado,aplicarlo en un paño limpio
, y aplicar esacompresa en las axilas durante unos minutos para
tratamiento del olor corporal.

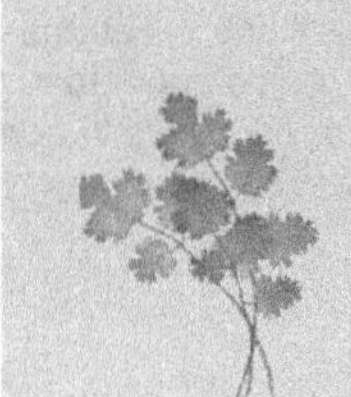
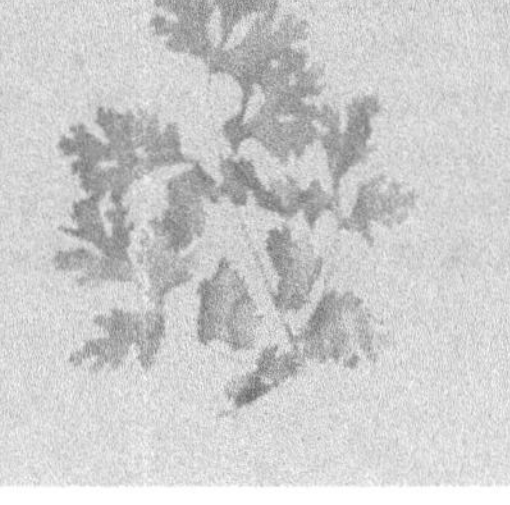

Coriandro o cilntro
**Las hojas de la planta coriandro se suelen denominar con
la palabra cilantro,pero a las semillas siempre se les llama
coriandro,la hierba de cilantro tiene un sabor muy
diferente que la especia;es mas fuerte,ligeramente
amarga,el cilantro tambien es llamado perejil chino y no
puede faltar en la cocina mexicana,tailandesa,vietnamita
e india**

Clavo de olor

El clavo de olor syzygium aromaticum,eugenia caryophyllus,puede ser un prãctico reemplazo temporario del dentista y calmar el dolor de garganta.Los clavos de olor son los capullos sin abrir de las flores rosadas de un ãrbol perenne,se cosechan a mano y se secan hasta que se vuelvan pardos.

Usos

Artritis Dejar de fumar Dolor de cabeza Dolor de garganta Dolor de muelas Espasmos menstruales Inflamacionesen la boca Mareo Pie de atleta

Raîces Históricas
El clavo de olor es originario de las Islas de las especias de Indonesia,Se dice que en at año 200
a.C los cortesanos chinos mordisqueaban clavos de olor cuando se dirigían at emperador para no ofenderlo con su mat aliento.
Mas tarde,cuando los clavos de olor fueron mas abundantes,los curanderos los usaban para aliviar trastornos como nãuseas,vómitosindigestión ,diarrea,dolor de muelas,verrugas y lombrices.

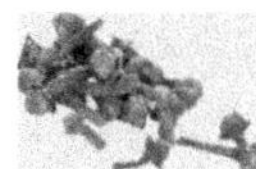

El clavo de olor contiene una sustancia antiinflamatoria llamada eugenol.En los estudios con animales esta sustancia inhibio la enzima COX2 que incita la inflamacion, el cavo de olor tambien tiene una variedad de flavonoides, entre ellos kaempferol y ramnetina,lo que explica porque sus propiedades antioxidantes son tan elevadas,la combinación de esas propiedades antiinflmatorias y antioxidantes aumenta la protección contra enfermedades cardîacas hasta ayudar a rechazar el cãncer y tambien a hacer daño a los cartilagos y huesos que causanla artritis.

En un estudio publicado en 2009,científicos portugueses hicieron pruebas con el aceite de clavo de olor y descubrieron que inhibía varios hongos causantes de infecciones en sere humanos,entre ellos Candida y Aspergillus.

Encontrará los clavos de olor en la góndola de especias del supermercado.Es mas conveniente comprar clavos y otras especias en tiendas con una alta rotación,para asegurar su frescura.Cuando se prietan en los dedos liberan algo de aceite para aplicar el clavo de olor para el dolor de muelas:coloque un par de clavos enteros,cuando se hayan ablandado un poco,muerdalos suavemente con los molares que no duelen,para liberar el aceite,luego traspase los clavos cerca de la muela afectada y mantengalos hasta media hora.

El aceite de clavo puro puede imitar la piel,jamás se debe dar un uso interno,sino solamente aplicarlo sobrelos dientes o encías para aliviar el dolor.

Cúrcuma

La cúrcuma (Cúrcuma longa)es la másASTM prometedora de todas las plantas medicinales. Es conocida por ser la especia tendinitis de sabor intenso y cítrico que le da brillo Colesterol dorado al curry.

drásticamente la inflamación. Los estudios Malde también demuestran que la curcumina Alzheimer tiene un efecto protector para el hígado. La investigación reciente revela que tiene un

notable abanico de potenciales efectos

contra el cáncer.

Raíces Históricas

La cúrcuma se utiliza en la India desde hace por lo menos 2 500 años, primero como tinte y luego como condimento. Haciaaño 700,los comerciantes la transportaron a China y más tarde aÁfrica. Marcó Polo escribió sobre la cúrcuma en el siglo XIII,asombrado poresta planta común con un rizoma quesaborizaba y coloreaba los alimentos casitan bien como el azafrán. En un libro de medicina ayurvédica que se remonta a 250

A.C se menciona un ungüento con cúrcuma recomendado para intoxicaciones alimentarias.

Las propiedades medicinales de la cúrcuma provienen mayormente de la curcumina y de un aceite volátil llamado turmerona.La cúrcuma también contiene más de dos docenas de compuestos antiinflamantorios,incluyendo seis inhibidores de COX-2 diferentes estos componentes inhiben a la enzima COX-2 que acelera la formación de sustancias que causan inflamación y dolor. y provocaría el creciemiento de células de los tumores

Se comenzó a investigar el valor de la cúrcuma contra el cáncer cuando se vio que en la India donde es un ingrediente básico,la gente tenfa la mitad de incidencia de cáncer.Estudios hechos en animales confirmaron que la curcumina mata las células cancerosas y retarda el creciemiento de los tumores.Pero se necesita más investigación antes de poder afirmar que la curcumina podrfa ser un tratamiento contra el cáncer. ,

Dato interesante

Durante el embarazo,úsela sólo en cantidades culinarias.Las dosis medicinales,que son altas,podrfan inhibir la fertilidad.No tome grandes dosis si recibe fármacos anticoagulantes o antiinflamatorios no esteroideos.

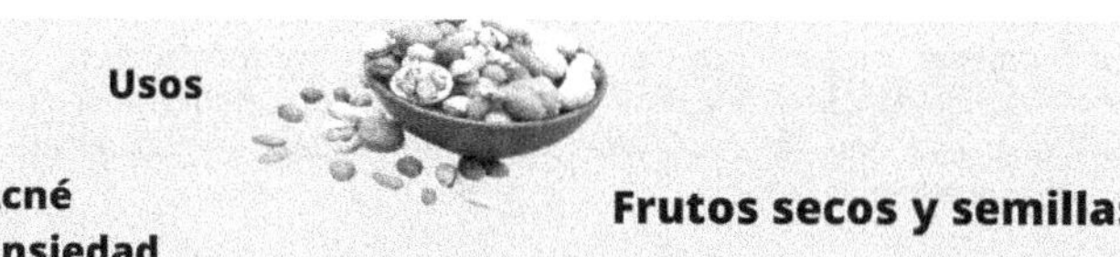

Frutos secos y semillas

Acné
Ansiedad

Cálculos biliares
Colesterol alto Control
de azúcaren sangre
Control de peso
Dolor de espalda
Dolor mamario
Energía extra Estrés
Inmunidad
Náuseas   de
embarazo
Ojos irritados Piel y
uñas sanas
Prevención   de
enfermedades
cardíacas   y   del
cáncer
Síntomas menstruales
y demenopausia

No importa que frutos secos o semillas tenga en su alacena;es seguro que estaranrepletos de vitaminas,minerales,fibra,ácidos grasos escenciales,antioxidantes y fitoesteroles.Estos compuestos los vuelven una manera sabrosa de aliviar o prevenir males como diabetes,cardiopatfas,cáncer o calculos biliares,auque se les considere un alimento de altas calorfas,hoy se sabe que sirven para luchar conta la obesidad.

Raíces Históricas

Los frutos secos se encuentran entre los mas antiguos.En excavaciones arqueológicas de Israel se descubrió quehace unos 780.000 años el menú humano incluía al menos siete tipos de nueces;entre ellos pisctaches,castañas y almendras,Los antiguos Romanosconsideraban a las nueces alimento paradioses.

Las almendras son mencionadas en el Antiguo Testamento,fueron uno de los primeros alimentos cultivados.

Los diferentes grupos de frutos secos contienen distintas sustancias saludables, los investigadores aseguran que la mayoría contiene compuestos comotocoferoles, ácidofólico, selenio,magnesio,fósforo,zinc,fibra y fitoquímicos. Los estudios indican que es probable que esa sea la causa de sus propiedades antioxidantes, antiinfalatorias y anticancerígenas.

Media taza de almendras,cacahuates,piñones,pistaches o semillas de girasol,aporta más de s00 miligramos de potasio, más de lo que se obtiene al comer un plátano entero.
Una porción de 30 gramos de almendras brinda casi el 50Y»de la Ración Diaria Recomendada de vitamina E, igual cantidad de avellanas cerca del 30Y».

Todos los frutos secos y las semillas son una de las mejores fuentes de vitamina E,Un antioxidante que mejora el sistema inmunitario,protege las membranas celularesy contribuye a la formación de globulos rojos.
Media taza de almendras contiene 3 miligramos de hierro,los pistaches 2 miligramos,las semillas de calabaza y de ajonjolí tambien aportan hierro.Una taza de almendras tiene 400 miligramos de calcio,más que una taza de leche.
La mayoría de los frutos secos y semillas contienen vitaminas del complejo B como niacina ,tiamina y folato.

Las nueces de Brasil son ricas en selenio,La nuez es especialmente rica en ácido elágico, un antioxidante que podría inhibir el crecimiento de células cancerígenas ,contienen ácidos grasos omega 3.
La avellanas son ricas en vitamina E, fibra y cobre,30 gramos de pepitasde girasol brindan el 75Y» de vitamina E, las **semillas de** girasol aportan selenio,cobre,fibra,hierro,zinc,folatoy vitamina B6.

Investigadores de la Universidad de Yale descubrieron que cuando pacientes con diabetes tipo 2 se alimentaron con una dieta suplementada con unos 60 gramos de nueces Durante 8 semanas, La circulación de los vasos sanguíneos mejoró de manera significativa.

Se piensa que el consumo de frutos secos, aitas en grasas y calorías,llevaría a un aumento de peso. Pero eso es erróneo. En un estudio de 2009 investigadores de la Universidad de Harvard evaluaron a 51 188 mujeres, para observar el impacto del consumo de frutos secossobre las variaciones en el peso durante ocho años. Resultó que las mujeres cuyas dietas incluían frutos secos no habían aumentado de peso.

Los frutos secos y las semillas tienen un efecto positivo como sustituto de las grasas altamente saturada.

Alerta para alérgicos
En especial los cacahuates, provocan reacciones alérgicas en la mayoría de las personas. Los síntomas van desde una sensación de cosquilleo en la boca hasta urticaria y en casos extremos,anafilaxia,una emergencia que pone en riesgo la vida, una persona que sea alérgica a las nueces por ejemplo,podría consumir otro tipo de fruto seco.

Variedad	Calorías	Unidades	Fibra
Almendras	169	22	3.3g
Avellanas	178	21	2.7g
Nueces de la India	163	18	0.9g
Macadamias	204	10-12	2.3g
Cacahuates	166	35	2.3g
Nueces	185	14mitades	1.9g
Nueces de Brasil	186	6	2.1g
Pacanas	201	15mitades	2.7g
Piñones	191	167	1.Og
Pistaches	169	49	2.4g

Germen de trigo

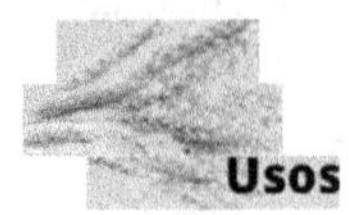

Usos

Alergias
Asma
Bochornos
Colesterol
alto Dolor
mamario
Estrés
Inmunidad
mejorada
Piel seca
Regulación
de azúcar en
sangre
Salud
cardiaca
Síntomas

menstruales
Verrugas

El germen de trigo es el corazón nutricional del grano de trigo, sí bien es la parte mas pequeña del grano el germen esta repleto de nutrientes, entré ellos vitamina E,tiamina,folato,magnesio y zinc, Además es una de las pocas partes de la planta que en la naturaleza contiene el complejo de vitaminas B completo.

Raíces Históricas

Uno de los cereales que más ha cultivado el ser humano por más tiempo es el trigo, aproximadamente 9.000 años.El trigo se convirtió en un símbolo de prosperidad,fertilidad,abundancia y vida.
Los dioses de la fertilidad griegos, egipcios y romanos, tenían en común el trigo entre sus símbolos.
Los nativos americanos cultivaron el trigo y lo cocinaban formando panes,tortillas y bollos y también para hacer bebidas.

En Ayurveda,el sistema médico tradicional de la India,se usa para tratar problemas de estrés y se dice que fortalece los músculos.

La vitamina E presente en el trigo contiene unpoderoso antioxidante,vinculado a la salud cardíaca y al sistema inmunitario,el trigo es fuente de fitoesteroles,que contribuyen a bajar los niveles de colesterol.

Puesto que se trata de un carbohidrato complejo,de digestión lenta,el germen de trigo tiene un bajo índice glucémico y podría reducir el riesgo de padecer diabetes tipo 2

jengibre

El jengibre combate inflamaciones y calma el dolor, dos grandes razones para asegurarse de que este rizoma tenga un lugar en su alacena.

Raíces Históricas

Se viene condimentando las comidas con jengibre desde hace más de 4.000 años.De hecho uno de sus primeros adeptos fue Confucio. Los médicos de China,India,Roma y Grecia escribieron sobre el valor medicinal esta raíz y la lista de enfermedades a las que podía hacer frente es muy larga,Los primitivos de América del Norte descubrieron el Flatulencia jengibre, lo usaban para preparar baños tibios para aliviar los moretones y músculos cansados. Las compresas tibias de jengibre aliviaban la congestión de los senos paranasales,espasmos menstruales,dolores generales y fatiga.

Los gingeroles,shogaoles y otros compuestos,los paradoles,son los que están detras de las propiedades antiinflamatorias del jengibre.El antioxidante 6 gingerol inhibe la producción de óxido nítrico, formador de un radical libre, llamado peroxinitrito,que causa **Sinusitis** la muerte celular, eliminar este radical libre Tos alivia la inflamación y el dolor y mejora enfermedades que afectan a los vasos sanguíneos.

A principios de la década de 1980, científicos estadounidenses comenzaron a informar que el jengibre previene el mareo por movimiento mejor que los productos comerciales más conocidos. Estudios posteriores hechos en los Estados Unidos, Suecia, Alemania y Gran Bretaña confirmaron que el jengibre reduce el aturdimiento,la nausea causada por la anestesia ylos vómitos y sudor frío asociados con el mareo.

Jugo de arándanos

Usos

Cálculos de riñón
y vesícula
Fatiga Gota
Infecciones de la vejiga
Infecciones urinarias
Prevención de la cistitis
Suplemento de
antioxidantes

Los arándanos rojos pertenecen ala familia de los azules y al igual
que éstos, están repletos de antioxidantes, cómo remedio
casero el jugo de arándanos combate infecciones de la vejiga.

Raíces históricas

Los arándanos rojos son ricos en taninos que contribuirían a detener el sangrado, y contienen componentes con efectos antibióticos que seguramente evitaban que se infectasen lasheridas

Los arándanos rojos contienen antioxidantes, algunos de los cuales provienen de las proantocianidinas.Estos antioxidantes neutralizan en elorganismo las partículas llamadasradicales libres.

Los estudios demuestran que beber jugo de arándanos con regularidad puede disminuir los casos de infecciones urinarias en las mujeres que tienen esta predisposición, ya que inhiben la capacidad de la bacteria E.coli de adherirse alas paredes de la vejiga .

El jugo de arándanos se ha usado durante tiempo como remedio casero para la cistitis y para prevenir cálculos en el riñón y la vejiga. Los investigadores que esta mayor acidez previene la formación de piedras de calcio.

Utilice un extractor para preparar su propio jugo dearándanos.
En l a s tiendas naturistas se puede comprar jugo de
arándanos orgánicos sin endulzar.

Usos
Acidez Acné
Alergias
Antiséptico
Cálculos renales
Callos y durezas
Dolor de
garganta Energía
Estreñimiento
Fiebre
Indigestión
Manchas de la
edad
Mareo
Mejoría anímica
Náuseas de
embarazo
Olor corporal
Piel saludable
Resfriados y
gripe

Limón

Los limones son una gran fuente de compuestos saludables que mejoran la inmunidad, refuerzan los vasos sanguíneos y ayudan a la curación de la piel. Pueden bloquear las alteraciones celulares que pueden ser un paso previo al cáncer.

Raíces Históricas

Los limones probablemente se originaron en China o la India hace unos 2.500 años, Los árabes los introdujeron en España y en el norte de África desde el siglo XI.Cristóbal Colón los trajo a América en su segundo viaje en 1493 y se cultivan en América desde el siglo XVI.

Un solo limón contiene 39 miligramos de vitamina C más de la mitad de la ración diaria recomendada.

La vitamina C del limón hace reducir los niveles de histamina, una sustancia química que contribuye a causar congestión nasal y ojos llorosos.Esta vitamina es un poderoso antioxidante que también reduce los niveles de radicales libre. Ésas moléculas perjudiciales que dañan las células y ayuda a proteger contra enfermedades cardíacas. Él organismo usa la vitamina C para fomentar las células inmunes y para fabricar el colágeno.la sustancia formadora de tejido que asiste en el proceso de cicatrización.

Los limones también están cargados de ácido cítrico, una sustancia química que regula la expulsión del calcio y ayuda a prevenir la formación de cálculos renales.

Por último,las cáscara de limón es rica en un bioflavonoidellamado rutina, qué fortalece las paredes de las venas y capilares y disminuye el dolor de las várices, y reduce también su aparición.

Procure comprar limones intactos. Sin manchas y con un intenso color amarillo y la cáscara lisa. La textura áspera o irregular suele indicar que la cáscara es muy gruesa, y eso significa que tendrá menos pulpa y jugo en su interior.

Tip antes de exprimir los limones.hagalos rodar en una superficie plana. Presionando con la palma de la mano; esto contribuye a que tenga más jugo.

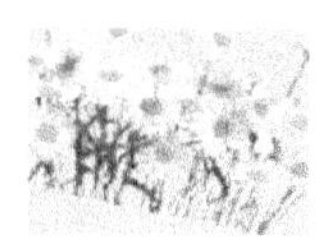

Manzanilla

La manzanilla hace maravillas aliviando molestias digestivas, irritaciones de la piel y el insomnio leve ocasional.

Raíces Históricas

El té de manzanilla se prepara con las flores,parecidas a pequeñas margaritas, esta bebida delicada a servido como sedante durante miles de años, remontándose a los antiguos romanos, egipcios y griegos, en épocas antiguas,el té de manzanilla era como un cofre lleno de remedios útiles.

La lista de padecimientos tratables abarcaba síntomas del resfrio,problemas estomacales,y gastrointestinales,dolor de muelas,convulsiones e insomnio.

Histôricamente,las comadronas utilizaban en el embarazo y parto la manzanilla, sin embargo hoy en dfa es seguro utilizar la manzanilla en mujeres Restantes.

La manzanilla contiene el camazuleno y el alfabisabolol.

El camazuleno, que se forma al calentarse el té o el extracto, tiene probada actividad antiinflamatoria.

El alfabisabolol es antibacteriano, fungicida y antiinflamatorio y puede facilitar la curación de ûlceras,quemaduras y eczemas. Los aceites volátiles de la manzanilla ayudan a expulsar gases digestivos,relajan los mûsculos,matan bacterias y tienen un efecto sedante.

Usos

Acné Ampollas
Artritis
Diarrea
Dolor de cabeza
Dolor de garganta
Eructos
Espasmos menstruales
Herpes
Insomnio
Náuseas
Náuseas de embarazo
Olor corporal
Picaduras Piel saludable
Problemas de encías
Problemas digestivos
Prurito anal
Urticaria
Úlceras

El té de manzanilla, consumido regularmente dos o tres tazas diarias protege contra las úlceras pépticas; alivia el síndrome de colón irritable,la indigestión y los retortijones; y actúa como tranquilizante suave y natural, él té de manzanilla previene espasmos musculares y relaja los músculos lisos de los órganos internos, como el estómago y el útero, y constituye un remedio para el estómago descompuesto y los dolores menstruales.

Dato interesante

La manzanilla puede causar una reacción alérgica en las personas sensibles al alcanfor y a otras plantas de la familia áster, que incluye a los crisantemos. Pará mayor seguridad, evité consumir manzanilla si padece asma.
Las flores contienen polen y pueden causar dermatitis, sí bien las reacciones alérgicas de la piel son raras.

La manzanilla puede aumentar los efectos de medicamentos sedantes y anticoagulantes.

Tradicionalmente, la dosis medicinal recomendada indica beber una taza tres o cuatro veces al día para curar malestares digestivos. Una taza de infusión fuerte antes de dormir puede mejorar el insomnio leve.

Menta inglesa o hierbabuena

Cuente con la refrescante menta inglesa o hierbabuena para aliviar el estómago descompuesto o problemas digestivos menores.Los aceites que contiene en especial el mentol y la mentona,relajan la musculatura lisa que reviste el tracto gastrointestinal,ayudando a calmar los espasmos, la acción del mentol,que es descongestivo y aligera la mucosidad, lo convierte en uno de los remedios para tos y resfriados.

Raíces Históricas

Los antiguos romanos cocinaban con menta y los griegos la usaban como reanimador,el gran herbolario Nicholas Culpeper consideraba a la menta buena para 40 problemas entre ellos para el dolor de cabeza un estudio lo confirmo en 1994.

Cualquier tipo de menta contiene mentol,un aceite que relaja los espasmos intestinales,alivia el dolor abdominal y actúa como descongestivo, y calmante tópico del dolor. También contiene flavonoides rutina,luteolina,hesperidina y eriocritina,que contiene propiedades antivirales y antioxidantes.

Usos

Acné

Analgésico
Artritis
Cuidado de la piel
Dolor de cabeza Dolor de garganta Energía extra Eructos
Fatiga
Flatulencia
Indigestión
Náuseas de embarazo
Náuseas y vómitos Olor corporal Picaduras de insectos Problemas en los pies
Resfriados y gripe
Síndrome del colon irritable
Sinusitis
Tos

En un estudio Taiwanés, los pacientes con síndrome del colon irritable que recibieron cápsulas de aceite de menta,15 a 30 minutos antes de las comidas experimentaron menos hinchazon,ruidos estomacales y gases .

Miel

La miel ayuda a aliviar la tos y dolor de garganta. Su alto contenido de azúcar la vuelve un antibiótico natural.

Raíces Históricas
La referencias escritas con respecto a la miel se remontan a hace unos 7,500 años en Egipto y Sumeria. Dé los remedios que se conocen de la antigua medicina egipcia 500 contienen miel.
Para la época medieval, él uso medicinal de la miel se limitaba a su capacidad de hacer que las medicinas tuvieran un sabor menos feo, aunque también se usaba para cicatrizar heridas.

La ciencia ha centrado su atención en el poder cicatrizante de la miel, Según un estudio llevado a cabo por investigadores de la Universidad Estatal de Pensilvania, la miel alivió la tos mejor que el dextrometorfano un ingrediente habitual en muchos antitusivos.

La miel está compuesta del 38.2°A de fructosa,31°A de glucosa el resto la forman disacáridos, como la sacarosa y maltosa y oligosacáridos,Según un estudio demostró que algunos de sus fitonutrientes prevenían el cáncer de colon en animales de laboratorio.

La miel contiene también antioxidantes como el pinocembrina,Estudios realizados en China mostraron que la pinocembrina al parecer protege las células del cerebro, Aún se desconoce si causa ese efecto en los seres humanos.

El elevado contenido de azúcar de la miel,combinado con el peróxido de hidrógeno y el propóleo extraen la humedad de las heridas, privando a las bacterias de la humedad que necesitan para sobrevivir, y bloquean el ingreso de contaminantes externos,esto contribuye a que las heridas cicatricen más rápido.

Dato interesante
Mientras más oscura la miel, más antioxidantes contiene. La miel de las flores de trigo sarraceno, salvia y tupelo tiene más antioxidantes y la miel cruda y sin procesar presenta más propiedades para mejorar la sacudía miel oscura tiene un sabor más intenso.

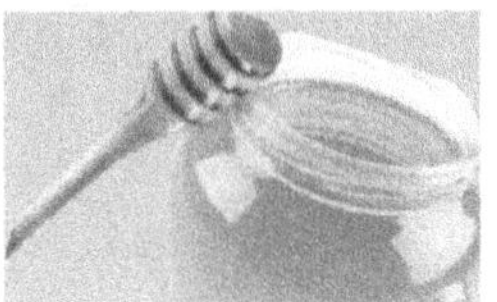

Mostaza

Sus semillas constituyen uno de los condimentos más conocidos de todos los tiempos.

Desde hace tiempo los sanadores saben que los picantes de la mostaza aligera la mucosidad y hace fácil respirar cuando se tiene un resfrío o gripe.

Raíces **Históricas**

En la época de Hipócrates, él padre de la medicina era usado como tratamiento para problemas pulmonares y reumatismo.

Las semillas de mostaza están cargadas de fitonutrientes llamados glucosinolatos. Que dan el sabor picante de la mostaza. Ayudan a proteger contra el cáncer de colon y rectal. Además de ser una buena fuente de omega 3, triptófano.selenio y magnesio. Para notar esos beneficios.

Las semillas de mostaza contienen altas dosis de mirosina y sinigrina.sustancias que fluidifican las secreciones y hacen más fácil su expulsión del organismo.

Puede ayudar a aliviar la congestión nasal,ayudar a bajar la fiebre y calmar un dolor de muelas, porqué hace que la sangrevaya a los pies, eso alivia la presión en los vasos sanguíneos de la cabeza, ayuda a dispersar la congestión y aumenta la circulación.

Usos
Bursitis y **tendinitis**
Congestióndel pecho Dolor de **cabeza**
Dolor de **espalda** Dolor de **artritis**
Eructos Fiebre
Pie de **atleta**
Resfriados y **gripe**
Tiña

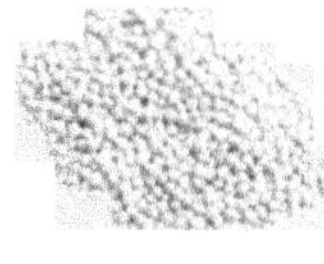

Dato Interesante
Debe tener cuidado si piensa comer semillas de mostaza. Tienen un efecto laxante y puede provocar el vómito si se ingiere en cantidad suficiente (más o menos una cucharadita).
No de semillas de mostaza ni aceite a niños menores de 6 años o a personas con problemas renales.

Pescado (en lata)

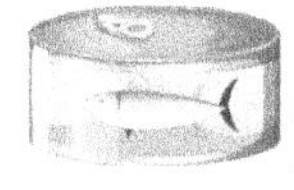

Comer pescado enlatado unas pocas veces por semana fortalecen su corazón y lo hará más saludable, descubra las virtudes del pescado enlatado; una memoria más aguda, a un ánimo más feliz y potencialmente una vida más saludable, estarán al alcance de su mano

Ciertas clases de pescado en lata, en especial el salmón, las sardinas, los arenques y en menor medida el atún, están repletos **ácidos** grasos omega 3,estos compuestos ayudan a que el organismo elabore. compuestos llamados prostaglandinas serie 3,sustancias benéficas similares a las hormonas que hacen que las plaquetas se adhieran menos, reducen la inflamación y mejoran el flujo sanguíneo.

Algunos estudios indican que las personas que comen pescado rico en omega-3 tiene menos probabilidad de sufrir el deterioro de la memoria y de las habilidades de pensamiento relacionado con la edad. Otros estudios asocian un nivel bajo de omega-3 a las mayores tasas de depresión.

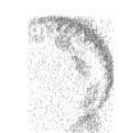

Usos

Acné

Ansiedad

Artritis

bochornos
Depresión
Espasmos
menstruales
Inflamación

Mejorar   la inmunidad

Memoria   y cognición
Ojos
irritados
Pérdida
            d
e

Presión alta
Prevención de

ataque
cerebral
Psoriasis
Salud
cardiaca
Síndrome de
tunel
carpiano
Úlceras
Uñas
saludables

Dato Interesante

Una taza de atún envasado al natural representa 179 calorias,la misma cantidad de atún envasado en aceite tiene 289 calorias,si de sabor se trata , el atún al natural es mejor, pero si puede haber una exepción:el atún envasado en aceite de oliva es delicioso para ensaladas, qué salvo por unas gotas de limón, no necesitará otros aderezos, disfrútelo solo de manera ocasional, dado que el atún enlatadocontiene más mercurio que el natural.

Vigile su ingesta de omega-3 ,en especial si está tomando medicación anticoagulante.

Usos Acidez
Alergias
Congestión
Dolores
musculares
Enfermedades
Respiratorias
Infección
urinaria
Sinusitis

Rábano Picante

La próxima vez que alguien cercano presente una infección respiratoria, consiga rábano picante y se asombrará de que esta raíz que hace llorarlos ojos pueda ser tan efectiva para aflojar la congestión rebelde.

El rábano picante se cultiva para aprovechar la raíz desde hace más de 3,500 años, y a. través de la historia se ha utilizado como condimento y como medicina.
Los sanadores machacaban el rábano lo aplicaban sobre la piel para aliviar reumatismo,ciática,dolor facial, gota y otras.
En cosmética, se empleaba para eliminar las pecas y para aclarar o refrescar el cutis.

El rábano picante contiene glicósidos de aceite de   mostaza, una sustancia que se encuentra también en la mostaza, él rábano picante es antimicrobiano y actúa como descongestivo nasal, dé los senos paranasales y bronquios. También se han usado sus propiedades antisépticas y su efecto diurético para tratar infecciones urinarias.

Romero

<table>
<tr><td>

Usos
Ansiedad
Artritis Caída de
cabello
Calambres
musculares
caspa
Concentración
Dolor de
cabeza
Estado de
alerta
Fatiga
Fiebre Mal
olor y
dolores en los
pies Memoria
Moretones olor
corporal
Prevención de
cáncer Várices

</td><td>

El romero también llamado Rosmarinus officinalis contiene flavonoides de potente acción antioxidante. Estos componentes pueden fortalecer los vasos sanguineos,disminuir la inflamación y podrían reducir el riesgo de cancér,arterosclerosis y otras enfermedades crónicas.

El Romero contiene flavonoides entre ellos diosmina,diosmetina.gencuanina y apigenina.En estudios realizados en tubos de ensayo todos estos pigmentos vegetales blancos y amarillos se asocian con efectos benéficos, sin embargo todavía no se sabe que cantidad de romero se debería de ingerir para lograr resultados positivos. Aún asi los beneficios son impactantes, Por ejemplo la apigenina puede inhibir el crecimiento de las células cancerígenas en el páncreas ;la diosmina fortifica las paredes de los vasos sanguíneos y la gencuanina puede ayudar a prevenir las arrugas,activando la producción de colágeno.

Otro de los componentes es el ácido rosmarínico,de propiedades antiinflamatorias y antioxidantes. Los extractos de romero son conocidos por su acción antiviral.

</td></tr>
</table>

En un estudio llevado a cabo en 2007, cientificos Taiwaneses analizaron un extracto de   hojas   de romero e identificaron 5 componentes principales a los que se sometieron a pruebas, sus hallazgos los llevaron a la conclusión de que el romero se puede considerar un agente herbáceo antiinflamatorio y antitumoral.

Sábila

La sábila es una de esas plantas que es preferible cultivar en el balcón de su casa o enmaceta. Porqué la sustancia que contiene, los sanadores los consideran un botiquín de primeros auxilios de la madre naturaleza. Está planta de la misma familia de los lirios,prospera más cuando menos se la cuida y es tan resistente que podrá cosecharla durante años para cicatrizar heridas, humectar la piel, y curar úlceras.

Si bien la sábila es un 99 9L de agua el gel traslucido del interior de las hojas contiene una variedad de potentes compuestos curativos,por ejemplo glicoproteínas y polisacaridos humectan la piel. Estimulan su crecimiento y reparación y facilitan la cicatrización de heridas el lactato de magnesio es otro mineral suaviza la picazón y alivia las erupciones alérgicas .
Estudios de la década de 1990 indican que beber el gel de sábila puro ayudaría a aliviar lacolitis ulcerosa y reducir la inflamación en eltracto gastrointestinal.

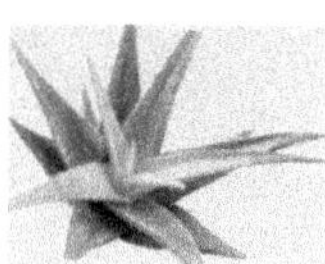

El mejor gel de sábila proviene de la planta viva, retire un tallo grueso, córtelo a lo largo y exprima el gel directo sobre la piel. Asegúrese de que el gel no toque la ropa porque **deja machas. Sé** consiguen plantas de sábila en la mayoría de los viveros necesitan muy pocos cuidados.

Sal

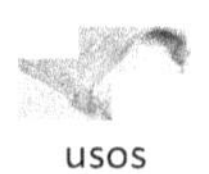

usos

Acné y forúnculos
Altas
Astillas
Calambres
musculares

Candidiasis
Dolor de garganta
Dolor de muelas
Dolor de oídos
Estrenimiento
Hemorroides
Infecciones de la
piel
Mal olor en los pies

Piel seca

Problemas de
encías
Psoriasis
Resfriados y
congestión
Tiña
Trastornos
menstruales
Uñas encarnadas
Varicela

El ser humano necesita entre 5 y 10 gramos de sal al día, a lo largo de su vida, una persona podría ingerir casi 300 kilos de este mineral. Nuestro organismo utiliza la sal,o cloruro de sodio como un electrolito,es decir una solución con carga eléctrica.Asf se regula a actividad de los músculos y de los nervios y se mantiene la presión sanguínea.

El dominio de la sal dio origen a tres de las más importantes civilizaciones del mundo: China, Egipto, y el Imperio Romano. Los Romanos construyeron una de sus mejores carreteras, La vida salarial o camino de la sal desde Roma hasta el mar Adriático, pará facilitar el transporte de este material.

El poder curativo de la sal
Pensemos en simple ejemplo del agua con sal, como una concentración más alta de cloruro de sodio ,extrae por ósmosis , la humedad de los tejidos que están en contacto ,el agua con sal ayuda a aliviar encías hinchadas y a curar absesos,las personas que padecían un resfrío de nariz recurrieron al agua salada

y unas gárgaras con sal son el remedio clásico para el dolor degarganta.
El agua con sal en medio litro de agua tibia se prepara para unbaño de pies que ayuda a las infecciones por hongos.
El agua con sal. Entibiada a temperatura corporal. Puede aliviarel dolor de oídos al aflojar el cerumen.

Salvia

Usos

Colesterol alto
Concentración
Dolor de
garganta
Laringitis
Memoria Olor
corporal
Piel saludable
Problemas
digestivos
Problemas enlos
pies Resfriados
y congestión
Sinusitis
Sudoración
nocturna
Tiña
Transpiración

La salvia (Salvia officinalis) toma su nombre de la palabra latina salvere,que significa salvar o mantener a salvo,en la época anterior a la refrigeración, la salvia se usaba para conservar la carne .Los curanderos la consideran un remedio práctico para trastornos digestivos,dolor de garganta,resfriados y sinusitis, y para las mujeres que atraviesan la menopausia ayuda a reducir la sudoración nocturna.

La salvia contiene una compleja mezcla de compuestos, entré ellos los diterpenos,que contribuyen a dar su sabor a esta hierba y también sus beneficios para la salud, entre estos el ácido carnósico y el carnosol, son antioxidantes con propiedades antiinflamatorias. La salvia reduce el exceso de secreciones de los senos paranasales y del tracto respiratorio superior, y también tiene un efecto supresor de la sudoración excesiva

Semillas de lino

Linaza o semilla de lino se le ha llamado super limento.lassemillas de lino se pueden considerar un gran aliado contra el colesterol alto. Las enfermedades cardíacas. Son síntomas de la menopausia. E incluso ciertas formas de cáncer.

El lino es una de las semillas que se cultiva desde tiempos antiguos, los pueblos la han sembrado para obtener fibras. Aceite y semillas desde hace más o menos 10.000 años
El uso medicinal fue consignado. Hasta donde se sabe por Hipócrates. El padre de la medicina . que usaba el lino para calmar el malestar intestinal. Los Romanos recurrían a la linaza para aliviar la tos. Los problemas del tracto urinario y el estreñimiento.
En América del Norte, los sanadores aplicaban semillas de lino trituradas en forma de cataplasma para abscesos, úlceras e inflamación. Él aceite de linaza era un ingrediente conocido de los jarabes para la tos,y el té de semillas de Lino. Con un poquito de limón y miel. Sé solía recomendar para la tos y el resfrío.
La linaza es una fuente de fitoestrogenos llamados lignanos,que actúan en el organismo como una forma atenuada del estrogeno.Los lignanos bloquean los receptores de estrogenos de las celulas,es decir pueden prevenir la absorción de estrogeno mas fuerte que produciría cáncer.

Usos
Acné
Ansiedad
Azúcar en
sangre estable
Colesterol alto
Conjuntivitis
Depresión
Estreñimiento
Dolor de
espalda
Eczemas
Gota
Hemorroides
Ojos irritados
Pérdida de peso
Piel saludable
Psoriasis
Salud cardiaca
Sindrome de
tùnel carpiano
Sintomas de la
menopausia

Tos
Úlceras

Otros **beneficios** contra el cáncer **pueden atribuirse a la** capacidad de los lignanos de disminuir el factor de la neurosis de los tumores, un compuesto proteico que interviene en los procesos **antiinflamatorios.El** lino es una fuente de ácidos alfa- linoleico ALA   un acido graso **esencial** que el organismo usa para **producir** ácidos grasos omega 3.El ALA diluye la sangre y evita que **se aglutine ,reduciendo** el riesgo de infarto y ataque cerebral,una cucharada de linaza molida espolvoreada sobre cereales o yogur aporta 2,3 gramos **de fibra, la** potencia **antinflamatoria de lino** ayuda a mantener alejados algunos **problemas,desde el** acne hasta el asma.

Dato Interesante

En 2009 surgieron novedades sobre los beneficios del aceite de linaza para evitar la osteoporosis, Los científicos llegaron a la conclusión de que el aceite de linaza mejora la salud de los huesos y podría prevenir la osteoporosis, él estudió se hizo en ratones, pero faltan estudios en seres humanos

Compre el aceite de linaza en tiendas naturistas, el mejor es elaborado con las semillas prensadas frescas, envasado en botellas oscuras y procesado a bajas temperaturas, es muy perecedero y necesita frio, No lo utilice para cocina, úselo crudo como aderezo para ensaladas o verduras.

El té verde tiene tantos efectos positivos comprobados científicamente, él te verdadero se prepara con hojas de Camellia sinensis,las diferencias en el modo de procesar las hojas de ahí depende la variedad de té, té negro,verde,blanco,oolong ,Al consumir té verde se reduce el riesgo de muerte por infarto o ataque cerebral y reduce el riesgo de enfermedad cardíaca, ataqué cerebral, cáncer e incluso caries dentales, el té negro y el olong proveen antioxidantes.

Se viene preparando té desde hace medio millón de años. Los chinos estuvieron entre los primeros en cultivar la planta del té, considerada medicinal ya en el 1046 a.C. El té era a la vez un tributo imperial y una bebida que se vendía en la calle. La costumbre de tomar tés expandió por todo el japón del siglo XII,y paso a ser parte fundamental de la culturajaponesa

El té contiene compuestos llamados catequinas,Según el Instituto Nacional del Cáncer, estas sustancias químicas de las plantas, tan saludables, son poderosos antioxidantes con efectos antivirales y, potencialmente,anticáncer,Una de las catequinas del té llamada EGCG,es 100 veces más poderosa que la vitamina C y protege al ADN celular de las modificaciones qué podrían derivar en cáncer, la concentración mas elevada de catequinas se encuentra en el té verde, él té negro es también fuente adecuada.

Usos "
Acné y **forúnculos**
Artritis
Conjuntivitis
Cortes **Diarrea**
Dolor de muelas
Estrés y fatiga
Hemorroides
Herpes simple
Mal olor en los **pies Memoria**
Picaduras de insectos
Protección contra el cáncer
Prurito anal
Quemaduras desol
Resfriados y gripe
Salud cardíacaTos úlceras
Urticaria por plantas venenosas
Varicela

El té negro no solo hidrata tan bien como el agua, sino que mantiene la salud del corazón y de los dientes y mejora el ánimo y el estado de alerta.

Los investigadores suponen que los polifenoles del té verde pueden tener una función importante en la prevención del cáncer, creen que los polifenoles contribuyen a la muerte de las células cancerosas y detienen su avance.

El compuesto de EGCG del té verde inhibe la producción de uroquinasa,una enzima que las células cancerosas necesitan para crecer, también parece estimular el proceso de apoptosis ,o muerte celular programada, de las células cancerosas.

Tomillo

El tomillo es un potente germicida que ha sido aprobado en Alemania para tratar bronquitis, tos convulsa e infecciones del tracto respiratorio superior, él té de tornillo puede neutralizar las flatulencias con mal olor.

Los antiguos sumerios y egipcios usaban en el tomillo como medicina y también para embalsamar a los muertos. los romanos creían que bañarse con tomillo los dotaba de vigor.

El herbolario británico Nicholas Culpeper reconocía la capacidad del tomillo para curar la tos, escribió que el tornillo era el mejor tratamiento para la tosferina, qué eliminaba las flemas y aliviaba la dificultad al respirar.

El componente principal del tomillo,el timol es un fuerte antiséptico, eso le dio la idea a Joseph Lawrence de incluirlo en un enguaje bucal que invento en 1879 al que llamo Listerine.

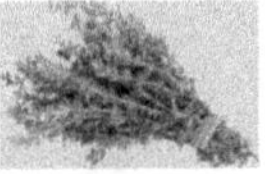

El tomillo también contiene flavonoides que previenen espasmos musculares y además ácido rosmarínico ,un antioxidante que ayuda a reducir la inflamación

Dato interesante

Si bien los usos del tomillo son seguros y saludables,no lo consuma con fines medicinales durante el embarazo y lactancia.

Usos
Acné
Cabello graso
Callos y durezas
Caspa
Diarrea
Dolor de garganta
Fatiga Hemorroides
Infecciones de los oidos
Moretones
Olor corporal
Picaduras de insectos
Pie de atleta
Piel y dientes sanos

Piojos
Problemas digestivos
Problemas en los pies
Prurito en la ingle
Quemaduras de sol
Sangrado de nariz
Sinusitis
Urticaria

El nombre viene de la palabra francesa vinagré vino agrio, esté liquido no solo es un toque para las ensaladas, es también la perdición de las bacterias, él enemigo de los hongos, la solución para picadura de medusas, y para quemaduras de sol, bien usado puede asentar el estómago
Otras personas lo utilizan para secar altas

Alrededor del año *3000* A.C El vinagre se menciona en la biblia tanto en el Antiguo Testamento como en el Nuevo en Ruth 2:14
Hipócrates padre de la medicina, prescribía vinagre con miel para tratar enfermedades como tos y resfriados.

El vinagre se puede preparar a partir de un sinnúmero de plantas, pero todos los vinagres tienen algo en común, es muy ácido gracias a la concentración de ácido acético, mata las bacterias y hongos.

Los sanadores prefieren el vinagre de manzana para emplearlo en remedios caseros. Porqué la manzana fermentada es rica en pectina, un tipo de fibra excelente para la digestión, Las manzanas también contienen ácido málico, que en el organismo se combina con el magnesio y ayuda a **combatir** dolores,a menos que se indique lo contrario use vinagre de manzana.

Vino tinto

Los franceses tienen una tasa de muerte por enfermedades cardiacas mucho menor que lo que se podría esperar. Sé llama a este misterio la Paradoja Francesa. A comenzó de la década de 1990,se sospechaba que el vino podía ser la causa de esta extrañeza. Resultó ser correcto y desde entonces hay más datos sobre sus efectos beneficiosos sobre la salud.

Con la caída del Imperio Romano, la elaboración del vino decayó, pero los monjes hicieron resurgir ese

arte d u r a n t e la Edad Media, a medida que los monasterios se expandían,Los monjes fueron planeando algunos de los más excelentes viñedos de Europa, muchos de los cuales aún hoy producen uvas.

Los beneficios que el vino aporta para la salud cardíaca provienen de sus antioxidantes, entré los que se incluyen el resveratrol, catequina,epicatequina y proantocianidinas.

El resveratrol se encuentra en la cascada de las uvas, por eso es que el tinto es el más saludable para el corazón que el Blanco, en el blanco retiran la cascara, sin hollejo no hay resveratrol.

Usos

Alergias
Colesterol alto
Control del azúcar en sangre
Herpes simple
Longevidad
Presión alta
Salud cardíaca y arterial

La semilla de la uva contiene proantocianidinas, antioxidantes con efectos antiinflamatorios que disminuyen el daño al ADN y parecen ser más eficaces que otros antioxidantes en atacar a los radicales libres y prevenir el daño celular causado por la oxidación en los tejidos del cerebro y del hígado

Estudios recientes revelaron que el resveratrol puede ser una clave de la longuevidad.En la facultad de medicina de la universidad de Connecticut, los investigadores descubrieron que el resveratrol prolonga la vida útil de las levaduras porqueactiva un gen de la longevidad conocido como SirT1. Se trata del mismo gen que se asocia con la mayor expectativa de vida de las personas con dietas restringidas en calorías.

Dato Interesante

La variedad de pinot noir contiene el doble de resveratrol que los otros vinos tintos,el merlot y el cabernet Sauvignon figuranen el segundo y tercer puesto respectivamente.

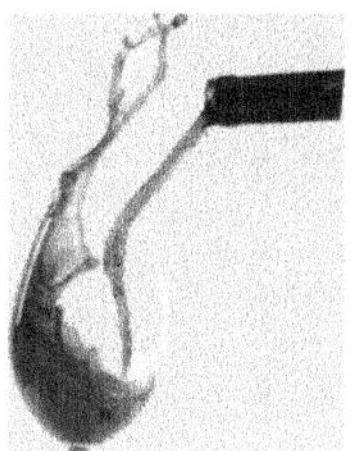

Agradecimientos

A mis hijos por ser mí motor para seguiradelante.

A mi esposo por siempre apoyarme y

alentarme a dar más de mí.
A mis padres por todo su apoyo.

Este e book es creado con el propósito de hacer conciencia de los remedios que han sido beneficiosos durante miles de años y que muchas personas no conocen, los remedios que tenemos guardados en la alacena pueden beneficiarnos en nuestra salud, con las mínimas reacciones secundarias, si los tomamos de una manera adecuada y siempre con precaución.